## Docteur V. MARTIN

CONTRIBUTION A L'ÉTUDE

DU TRAITEMENT

DE LA

# FISTULE A L'ANUS

## EXCISION ET SUTURE

MONTPELLIER
IMPRIMERIE CENTRALE DU MIDI
(HAMELIN FRÈRES)
—
1894

# CONTRIBUTION A L'ÉTUDE

## DU TRAITEMENT

### DE LA

# FISTULE A L'ANUS

EXCISION ET SUTURE

Te 92
75

# CONTRIBUTION A L'ÉTUDE

## DU TRAITEMENT

#### DE LA

# FISTULE A L'ANUS

---

## EXCISION ET SUTURE

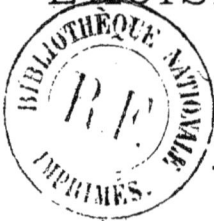

PAR

### Victor MARTIN

Docteur en médecine

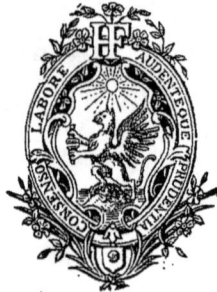

MONTPELLIER

IMPRIMERIE CENTRALE DU MIDI

(HAMELIN FRÈRES)

—

1894

# PERSONNEL DE LA FACULTÉ

MM. MAIRET.................... Doyen
CARRIEU................ Assesseur

## PROFESSEURS

Médecine légale et toxicologie .................. MM. JAUMES.
Clinique chirurgicale......................... DUBRUEIL (✻).
Hygiène. ............................... BERTIN-SANS.
Clinique médicale............................ GRASSET.
Clinique chirurgicale........................ TEDENAT.
Clinique obstétricale et gynécologie ............. GRYNFELTT.
Anatomie pathologique et histologie.............. KIENER (✻).
Thérapeutique et matière médicale.............. HAMELIN (✻).
Anatomie ................................. PAULET (O.✻ ✤).
Clinique médicale........................... CARRIEU.
Clinique des maladies mentales et nerveuses....... MAIRET.
Physique médicale........................... IMBERT.
Botanique et histoire naturelle médicale ........... GRANEL.
Opérations et appareils..................... FORGUE.
Clinique ophtalmologique...................... TRUC.
Chimie médicale et pharmacie.................. VILLE.
Physiologie................................ N....
    Id.        HÉDON.(Ch. du c.)
Pathologie interne......................... N....
    Id.        RAUZIER (Ch. du c.)

## CHARGÉS DE COURS COMPLÉMENTAIRES

Clinique annexe des maladies des enfants. MM. BAUMEL, agrégé.
Accouchements ........................ GERBAUD, agrégé.
Clinique ann. des mal. syphil. et cutanées...... BROUSSE, agrégé.
Clinique annexe des maladies des vieillards. SARDA, agrégé.
Pathologie externe..................... ESTOR, agrégé.
Histologie............................ DUCAMP, agrégé.

## AGRÉGÉS EN EXERCICE :

| MM. SERRE | MM. SARDA | MM. RAUZIER |
|-----------|-----------|-------------|
| BAUMEL | ESTOR | LAPEYRE |
| GERBAUD | HEDON | MOITESSIER |
| GILIS | LECERCLE | |
| BROUSSE | DUCAMP | |

MM. H. GOT, *secrétaire.*
F.-J. BLAISE, *secrétaire honoraire.*

## EXAMINATEURS DE LA THÈSE :

MM. TÉDENAT, *président.* | MM. SERRE, agrégé.
FORGUE, professeur. | ESTOR, agrégé.

La Faculté de médecine de Montpellier déclare que les opinions émises dans les Dissertations qui lui sont présentées doivent être considérées comme propres à leur auteur ; qu'elle n'entend leur donner ni approbation, ni improbation.

A MON PÈRE


A MA MÈRE


A MON FRÈRE


A MES SŒURS


V. MARTIN.

# A TOUS MES AMIS

V. MARTIN.

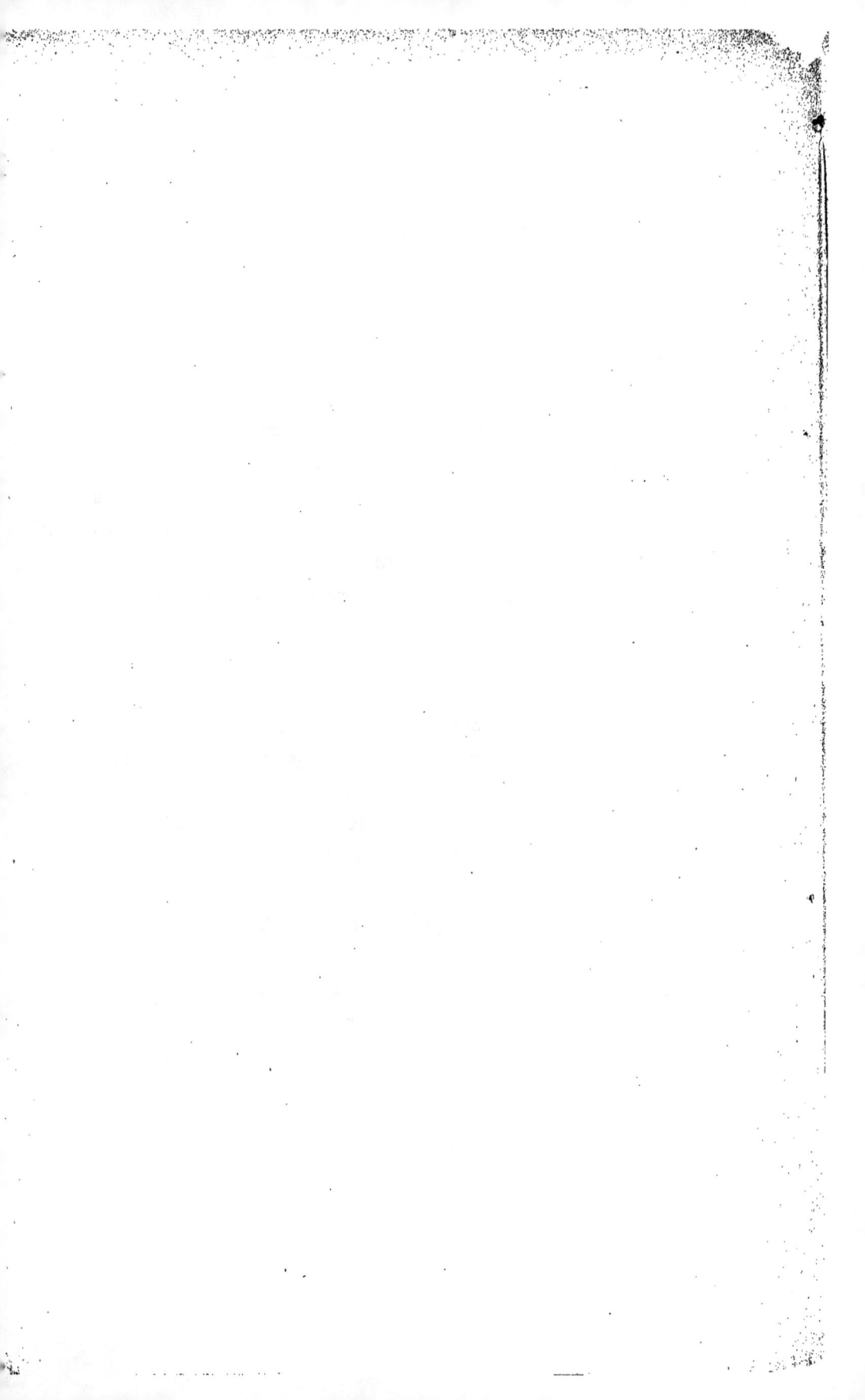

# INTRODUCTION

Substituer à un trajet fistuleux une plaie simple susceptible
de se réunir par première intention, guérir rapidement et
radicalement le malade, en le mettant à l'abri d'une récidive,
tel est le but que se propose le chirurgien en appliquant au
traitement de la fistule anale le procédé dont nous nous proposons de faire l'étude. Ce procédé, nous le disons tout de
suite, ne s'applique guère qu'à la variété de fistules à l'anus
que l'on décrit sous le nom de « fistules de l'espace pelvi-
rectal inférieur ». Nous avons donc distrait de notre sujet,
comme n'en faisant pas partie, tout ce qui a trait aux fistules
de l'espace pelvi-rectal supérieur. Ces fistules, qui ont
fait l'objet d'un travail remarquable de M. Pozzi (1), sont
toujours justiciables du même traitement par l'entérotome
à branches parallèles de M. Richet, et le procédé que
nous allons étudier ne saurait leur être appliqué utilement.
Nous ne parlerons pas davantage des fistules ostéopathiques.
Ces fistules, entretenues par des suppurations osseuses venant
du sacrum, du coccys ou de l'os des îles, sont un simple épi-
phénomène à côté de la maladie principale, et le seul traitement rationnel sera celui qui, en vertu du vieil adage « sublata
causa, tollitur effectus », s'attaquera à la cause première du
mal.

(1) *Des fistules de l'espace pelvi-rectal supérieur*. Pozzi, thèse de Paris,
1873.

Nous nous occuperons donc seulement des fistules de l'espace pelvi-rectal inférieur, de ces fistules qu'on a appelées « essentielles » parce qu'elles résument en quelque sorte toute la maladie. Après avoir rappelé dans une brève classification les diverses variétés de ces fistules, nous exposerons l'historique de la méthode de traitement que nous recommandons, et nous décrirons ensuite le manuel opératoire tel qu'il est définitivement fixé à l'heure actuelle. La réunion immédiate appliquée au traitement de la fistule anale présente des avantages incontestables que nous nous efforcerons de bien mettre en lumière ; cela fait, nous essaierons, en prenant quelques exemples, de poser les indications et les contre-indications principales de la méthode. Enfin, avant d'exposer nos conclusions, nous réunirons dans un chapitre spécial les diverses observations que nous avons pu recueillir sur notre sujet. A ce propos, nous adressons nos vifs remerciements à M. Lapeyre, professeur agrégé, et à M. Villard, interne des hôpitaux, qui ont bien voulu nous communiquer deux observations très intéressantes (1).

Notre maître, M. le professeur Tédenat, nous a inspiré le sujet de notre thèse ; il nous a fait le grand honneur d'en accepter la présidence. Qu'il nous permette de lui adresser ici l'expression de notre vive gratitude, et qu'il reçoive nos sincères remerciements pour le bienveillant intérêt qu'il nous a toujours témoigné.

MM. les professeurs agrégés Estor, Lapeyre, Rauzier et Ducamp, nous ont prodigué leurs savants conseils au cours de nos études médicales. Qu'ils soient assurés de notre reconnaissance.

(1) Obs. I et II.

# CONTRIBUTION A L'ÉTUDE

## DU TRAITEMENT

### DE LA

# FISTULE A L'ANUS

## EXCISION ET SUTURE

## CHAPITRE PREMIER

### CLASSIFICATION DES FISTULES A L'ANUS

On a divisé les fistules à l'anus en :

1° Fistules de l'espace pelvi-rectal inférieur ;
2° Fistules de l'espace pelvi-rectal supérieur ;
3° Fistules ostéopathiques.

Les fistules de l'espace pelvi-rectal inférieur, et ce sont de beaucoup les plus nombreuses, ont fait l'objet de plusieurs classifications. Une seule nous intéresse ici, c'est celle qui est basée sur le siège de la fistule. A ce point de vue, on peut établir parmi elles trois groupes principaux :

a) FISTULES SOUS-SPHINCTÉRIENNES. — Ce sont des fistules sous-muqueuses ou sous-tégumentaires dont le trajet, peu étendu, est placé en entier au-dessous des fibres du sphincter externe.

*b)* FISTULES INTRA-SPHINCTÉRIENNES. — Dans cette variété, l'orifice cutané siège à une certaine distance de l'anus ; de là, part un trajet oblique qui traverse l'épaisseur du sphincter externe et du sphincter interne, pour s'ouvrir dans le rectum à 3 ou 4 centimètres au-dessus de l'anus.

*c)* FISTULES EXTRA-SPHINCTÉRIENNES. — Le trajet tout entier passe ici en dehors des sphincters, l'orifice externe siège généralement à plusieurs centimètres de l'anus, l'orifice interne est toujours situé au-dessus des sphincters.

Ajoutons que ces trois variétés de fistules sont en général simples et complètes, mais n'oublions pas qu'elles peuvent aussi être complexes, c'est-à-dire qu'elles peuvent avoir des trajets et des orifices multiples.

Cette division, essentiellement clinique et facile à établir, nous paraît suffisante pour la clarté de notre sujet, et nous pourrons faire rentrer dans l'une des trois variétés précédentes tous les cas de fistules dont nous aurons l'occasion de parler au cours de ce travail.

# CHAPITRE II

—

## HISTORIQUE

———

La fistule à l'anus a été de tout temps l'objet des préoccupations des chirurgiens, et les moyens de traitement qu'on lui a appliqués sont extrêmement nombreux. Mentionnons les principaux: cautérisations soit au fer rouge, soit au moyen de substances chimiques, injection iodée, ligature simple ou apolinose, serrée ou lâche, ligature élastique, section à l'écraseur linéaire, incision au thermo-cautère ou au bistouri, incision avec excision.

Actuellement, beaucoup de ces moyens de traitement sont tombés dans un juste oubli ; deux seulement ont survécu : c'est d'une part, l'incision au bistouri ou au thermo-cautère employée en France, et, d'autre part, la ligature élastique préconisée en Angleterre par Allingham.

En 1886, un chirurgien américain, Stephen Smith, publia dans le *Medical Record* un article dans lequel il exposa un nouveau moyen de traitement des fistules à l'anus. Ce moyen consistait à cruenter le trajet fistuleux, à réunir les surfaces cruentées et à obtenir ainsi, dans un très court espace de temps, la réunion par première intention. Presque simultanément, paraissaient en Italie et en Russie deux mémoires, l'un de M. Vincenzo Morini « Sull tratamento delle fistule anali per prima intenzione, 1886 », l'autre de M. Rindowski « Medicisnœ obosrénie, Moskou, 1886 ». Le premier relatait deux succès obtenus grâce à l'application de la nouvelle méthode; le second contenait également une observation concluante.

L'année suivante, la même méthode était décrite en France, d'abord par M. Quénu, qui en faisait l'objet d'une communication à la Société de chirurgie(1), ensuite par Longo, qui fit de ce sujet l'objet de sa thèse inaugurale (2). M. Quénu décrit la méthode telle qu'il l'a appliquée lui-même et donne les résultats de sa pratique (7 succès sur 9 opérés, et guérison dans une douzaine de jours). A la suite de la communication de M. Quénu, plusieurs chirurgiens firent connaître les résultats d'opérations semblables qu'ils avaient pratiquées, et MM. Terrillon et Berger firent part de trois succès obtenus par la suture ; M. Pozzi et M. Segond relatèrent deux insuccès. La vulgarisation de la nouvelle méthode était faite, et les travaux sur ce sujet se multiplièrent tant en France qu'à l'étranger. Citons en France un article de M. Schwartz dans la *Revue générale de clinique et de thérapeutique* (3), un article de M. Verchère dans la *France médicale* (4). Quelque temps après, un travail de M. Surel, enrichi de nombreuses observations, démontre les avantages que présente la réunion immédiate dans le traitement de la fistule à l'anus(5). En 1892, M. Nicaise a envisagé un côté très intéressant de la question dans une communication faite au Congrès de Pau (6), et publié dans la *Revue de chirurgie* (7) sous ce

---

(1) *Bulletins et Mémoires de la Société de chirurgie*, 10 octobre 1887.

(2) *Recherches sur la cure rapide de la fistule anale*. Longo, thèse de Paris, 24 octobre 1887.

(3) 17 mai 1888.

(4) 5 septembre 1888.

(5) Thèse de Paris, 27 novembre 1890.

(6) Septembre 1892.

(7) Février 1893.

titre : « De la suture des sphincters dans l'opération de la fistule à l'anus. » A peu près à la même époque, M. Llobet (de Buenos-Ayres) examine, dans un article de la *Revue de chirurgie* (1), les résultats de la réunion immédiate dans 18 cas de fistules à l'anus. Enfin, tout récemment, nous relevons un article paru dans le *Bulletin médical* (2) sous la signature de M. Apert, interne des hôpitaux de Paris. L'auteur y donne une statistique de quatre cas opérés avec un succès complet dans le service de M. Prengrueber. Les publications sur le même sujet devenaient chaque jour plus nombreuses en Amérique : citons des articles de Lange, de New-York (*Annals of Surgery*, 1887), de Mitchell (*Fistula in ano by Suturing*, in *Medical Record*, 6 mars 1889). Skene, dans son *Traité des maladies des femmes* (1889), se montre grand partisan de la suture et expose minutieusement le manuel opératoire. L'opération nouvelle était pratiquée en Amérique avec une fréquence sans cesse croissante, et des chirurgiens de la valeur d'Allen, d'Emmet, de Smith, n'hésitaient pas à affirmer que toutes les fistules à l'anus, quels que soit leur siège et leur variété, étaient justiciables de ce traitement.

L'excision suivie de suture, appliquée à la cure de la fistule à l'anus, est donc actuellement un procédé bien connu, et c'est incontestablement aux chirurgiens américains que l'on doit sa vulgarisation. L'idée n'était pourtant pas nouvelle, et c'est à un illustre chirurgien français, Chassaignac, qu'en est due la paternité. Nous trouvons en effet, à l'article ANUS du *Dictionnaire encyclopédique des sciences médicales*, et sous ce titre : « Décortication du trajet fistuleux suivie de la réunion immédiate par la suture », une description complète de notre méthode. « On doit, écrit Chassaignac, fendre la fistule

(1) Août 1892.
(2) 13 décembre 1893.

dans toute sa longueur, comme on le fait dans le procédé ordinaire ; puis, au moyen d'un avivement et d'une sorte de décortication des surfaces irrégulières et plus ou moins anfractueuses du foyer fistuleux, on substitue à une plaie suppurante une plaie à deux parois susceptibles de se juxtaposer exactement au moyen de la suture (1). »

Dans son *Traité de l'écrasement linéaire*, le même auteur est aussi explicite : « Avant l'époque où j'eus recours à l'écrasement linéaire pour le traitement des fistules à l'anus, j'avais fait, à l'hôpital Saint-Antoine, quelques tentatives pour obtenir la réunion par première intention immédiatement après l'opération de la fistule à l'anus d'après un procédé nouveau (2). » Chassaignac fait ensuite la description de l'opération qu'il pratiqua, d'après ce procédé, à l'hôpital Saint-Antoine, le 24 avril 1852. Il fit l'incision de la fistule comme à l'ordinaire, ensuite il décortica les deux lèvres de la solution de continuité en « pelant en quelque sorte avec le bistouri toute la surface de cette solution de continuité. » Quel fut le résultat thérapeutique de cette intervention ? Chassaignac est muet sur ce point. Il est probable que l'expérience ne fut pas concluante, puisqu'il ne renouvela pas la tentative. Le procédé était-il vraiment mauvais ou difficilement applicable ? Non certes, puisque c'est, à peu de chose près, ce procédé que nous nous proposons d'étudier pour en montrer les bons effets. Il a manqué à Chassaignac le bénéfice de l'antisepsie telle qu'on la réalise aujourd'hui ; sans antisepsie, son opération était une véritable hardiesse chirurgicale ; elle était, pour nous servir de ses expressions, « une méthode barbare » qui exposait le malade à toutes sortes de complications. Avec l'antisepsie, et grâce à elle, elle est de-

---

(1) *Dictionnaire encyclopédique des sciences médicales*, article ANUS.
(2) *Traité de l'écrasement linéaire*, par Chassaignac, page 167.

venue, au contraire, une opération éminemment rationnelle, et nous verrons bientôt les bénéfices multiples qu'on peut retirer de son emploi.

L'idée première du traitement de la fistule à l'anus par l'excision suivie de suture doit donc être attribuée à Chassaignac ; cela ne diminue en rien le mérite des chirurgiens américains, qui ont su nous montrer les bons effets de ce traitement, et qui nous ont fait connaître le manuel opératoire tel qu'il est aujourd'hui partout accepté et suivi.

C'est ce manuel opératoire que nous allons maintenant exposer.

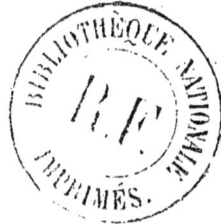

# CHAPITRE III

## MANUEL OPÉRATOIRE

### I. — SOINS PRÉLIMINAIRES

La réunion immédiate ou par première intention est, d'après M. Reclus, « l'adhésion primitive et sans suppuration des lèvres d'une plaie mise au contact. » Cette définition entraîne une série de conditions parmi lesquelles nous classerons celles qui favorisent l'accolement des surfaces cruentées et celles qui amènent la suppression de la suppuration. C'est dans le but d'éviter cette suppuration que nous devons attacher une grande importance aux soins préliminaires. Ils comprennent l'antisepsie, l'asepsie du chirurgien, des aides, des instruments et du champ opératoire. Nous n'insisterons pas sur l'antisepsie du chirurgien, des aides et des instruments ; elle est ici ce qu'elle doit être à propos de toute opération, et tout le monde est suffisamment convaincu de son utilité pour que nous n'ayons pas à y insister. L'asepsie du malade a une importance capitale, et c'est dans sa réalisation intégrale que réside le sort du résultat thérapeutique.

Le champ opératoire, chez un malade porteur d'une fistule à l'anus, est exceptionnellement difficile à désinfecter. Il est souillé en effet par des germes venant de plusieurs sources :

la surface péri-anale, toujours humide, couverte de poils, exposée sans cesse au contact de l'air extérieur, offre aux micro-organismes venus du dehors un milieu de culture excellent ; cette surface péri-anale reçoit en outre tous les germes contenus dans les matières fécales et dans les gaz intestinaux. Pour remédier à ces deux causes d'infection, il faut administrer au malade, quelque temps avant l'opération, plusieurs grands bains savonneux ; la région opératoire sera, au moment de l'intervention, soigneusement rasée et copieusement irriguée avec un liquide antiseptique. Pendant les deux jours qui précèdent l'opération, on donnera au malade matin et soir un lavement antiseptique, en se servant d'une longue canule qui permette d'irriguer le rectum aussi haut que possible. M. Tédenat emploie surtout la solution suivante :

| | |
|---|---|
| Eau . . . . . . . . | 1 litre |
| Acide borique . . . . | 25 gr. |
| Naphtol $\beta$ . . . . . . | 40 centigr. |

Au moment de l'opération, une dernière irrigation antiseptique sera faite dans le rectum, jusqu'à ce que le liquide injecté en sorte absolument limpide. Le champ opératoire sera alors frotté avec des tampons d'ouate aseptique. Un purgatif énergique l'avant-veille de l'opération, un autre purgatif la veille, auront débarrassé l'intestin des germes qu'il peut contenir, et auront ensuite l'avantage de permettre de constiper plus facilement le malade pendant les jours qui suivront l'opération. En même temps, le malade sera mis, quelques jours à l'avance, à un régime spécial dont le lait et le bouillon feront surtout les frais, et il sera utile d'aseptiser les produits de la digestion en administrant pendant quelques jours 1 à 2 grammes de benzonaphtol, soit seul, soit associé à du salicylate de bismuth. A l'aide de ces divers moyens, on arrive à aseptiser convenablement le champ opératoire.

Le malade étant ainsi placé dans les conditions les meilleu·
res, on procède à l'anesthésie. Cette anesthésie, qui peut être
effectuée indifféremment à l'aide de l'éther ou du chloroforme,
est ici absolument indispensable à cause de la longueur rela-
tive de l'opération et de la douleur qu'elle provoque. Si, pour
une raison quelconque, on ne peut procéder à une anesthésie
générale, on pourra essayer de pratiquer l'anesthésie locale
à la cocaïne. C'est ainsi que nous relevons dans la thèse de
Longo (1) une observation où cette anesthésie locale a parfaitement suffi ; M. Tédenat l'a également employée deux fois
avec un plein succès (2).

D'après MM. Forgue et Reclus cependant (3), cette anesthésie à la cocaïne ne paraît pas présenter ici ses avantages
habituels.

Quelle position faut-il donner au malade ? « Le malade est
couché sur le côté, la cuisse inférieure étendue, la cuisse supérieure fortement fléchie sur le bassin, c'est-à-dire dans la
position généralement adoptée en Angleterre, pour l'application du spéculum chez la femme (4). » Quelques chirurgiens
préfèrent la position de la taille : le malade est couché sur le
dos, les jambes maintenues écartées et la région sacrée repo-
sant sur le bord de la table d'opération. Il n'y a, du reste, pas
de règle fixe, et on peut mettre le malade en décubitus latéral
ou dorsal selon que la situation de la fistule rend telle ou telle
position plus commode. Pour prévenir l'inconvénient d'une
débâcle soudaine au cours de l'opération, on recommande de
glisser dans le rectum, jusqu'au-dessus de l'orifice interne de
la fistule, un ou deux tampons de gaze iodoformée.

(1) Longo, *loco citato*, observation VIII.

(2) Voir observation IV.

(3) Forgue et Reclus, *Traité de thérapeutique chirurgicale*, tome II, page
754.

(4) D. Mollière, *Maladies du rectum et de l'anus*, page 103.

Est-il utile de faire la dilatation de l'anus? Si la fistule est petite, à trajet unique, si elle s'ouvre dans le rectum tout près de l'anus, en un mot, si l'on a à opérer une fistulette sous-cutanée, cette dilatation n'est pas utile ; elle ne l'est pas davantage quand la fistule s'ouvre dans le rectum à une hauteur telle que la section des sphincters s'impose, puisqu'alors l'obstacle à vaincre sera supprimé ; mais, dans beaucoup d'autres cas, cette dilatation préalable de l'anus sera, non seulement utile, mais indispensable. On pourra la réaliser soit avec les doigts, comme l'a conseillé M. Bazy, soit avec l'écarteur de Sims ou le spéculum de Trélat, et mieux avec le spéculum ani de M. Nicaise. Ce chirurgien recommande en effet de se servir du spéculum qu'il a fait construire spécialement dans ce but et qu'il a présenté à la Société de chirurgie en 1881. M. Tédenat emploie quelquefois le spéculum de Lallemand pour faire la dilatation, et une valve plate pendant l'opération.

## II. — OPÉRATION PROPREMENT DITE

Après ces soins préliminaires, on procède à l'opération proprement dite. La direction générale de la fistule et ses principales particularités ont été, bien entendu, fixées à l'avance. Une sonde est introduite dans le trajet fistuleux par l'orifice externe, elle ressort dans le rectum par l'orifice interne ; dans le cas de fistule borgne externe, le chirurgien pousse la sonde à travers les parties molles, de manière à compléter la fistule en créant l'orifice qui manque. Dans les cas ordinaires, on peut, en imprimant un mouvement de bascule à la sonde cannelée, faire ressortir son extrémité par l'anus, et on a de la sorte devant les yeux, et bien à la portée de la main, tout le champ opératoire. Dans le cas de fistule élevée, cette manœuvre ne peut réussir, et alors on reçoit l'extrémité de la sonde sur un gorgeret de bois introduit dans le rectum et maintenu au contact de la sonde.

Avec M. Quénu, nous diviserons l'opération en deux temps, un temps d'avivement et un temps de suture.

a) TEMPS D'AVIVEMENT. — On peut, comme dans le procédé de l'incision simple, ouvrir le trajet fistuleux au moyen d'un bistouri dont la pointe glisse dans la rainure de la sonde ; ensuite, reprenant les deux lèvres de l'incision, les écartant au besoin si on n'a pas assez de jour, on décortique tout le trajet fistuleux « en le pelant » en quelque sorte, comme disait Chassaignac ; on recherche les diverticules, les trajets secondaires qui peuvent s'ouvrir dans le trajet principal, on ouvre tous les clapiers, toutes les anfractuosités qui constituent autant de nids à suppuration et qui sont si souvent cause des récidives ; bref, on ne s'arrête dans cette œuvre d'assainissement que quand on se trouve en présence de tissus sains et bien avivés, capables, en un mot, d'être réunis par première intention. Toute la difficulté de ce temps de l'opération est évidemment d'enlever radicalement tout le trajet fistuleux avec ses parois suppurantes et privées de vie. Ce qu'on ne pourra enlever avec le bistouri, on l'enlèvera avec les ciseaux, au besoin on emploiera la curette de Volkmann, qui, dans bien des cas, sera un auxiliaire fort utile. Dans le cas de fistule petite, sans prolongements ni diverticules étendus, on pourra employer le procédé expéditif de MM. Roux et Richet. C'est ce procédé que nous avons vu récemment employé par M. Tédenat. Il consiste à charger la fistule sur la sonde cannelée, à passer par-dessous un paire de ciseaux ou un bistouri, et à séparer, par quelques coups de dissection rapide, les parties malades des parties saines. L'opération terminée, la sonde est libérée et on la retire avec le trajet fistuleux « embroché » autour d'elle.

Dans le cas de fistule élevée, extra-sphinctérienne, on est obligé de sectionner les sphincters ; pour éviter cet inconvénient et ses conséquences possibles d'incontinence, certains chirurgiens américains, Stephen Smith, Lange, excisent simplement le pourtour du trajet en enlevant une rondelle de tissus autour de la sonde. Il nous paraît plus rationnel de fendre le trajet dans toute sa longueur, ainsi que nous l'avons recommandé tout à l'heure, de façon à produire un bon avivement. Quant à l'inconvénient d'une incontinence consécutive, nous verrons plus tard quels sont les moyens d'y remédier.

Il est fort probable qu'au cours de ce temps d'avivement il se produira une petite hémorragie ; rien de moins étonnant, si l'on songe aux nombreux petits rameaux artériels qui traversent la fosse ischio-rectale et qui viennent des artères hémorroïdales. Mais les moyens hémostatiques dont nous disposons actuellement nous permettent de ne pas avoir de ces hémorragies la même terreur qu'au temps où elles constituaient une des complications les plus redoutables des plaies. Du reste on a, paraît-il, exagéré la fréquence et l'importance de ces hémorragies, s'il faut en croire M. Quénu : « Il est remarquable, dit-il, que, à l'encontre de ce que beaucoup d'auteurs ont écrit, ces plaies saignent peu, alors même qu'elles ont intéressé des ampoules variqueuses. » Quoi qu'il en soit, on emploiera pour arrêter l'hémorragie, si elle se produit, des irrigations chaudes faiblement antiseptiques, la compression méthodique et prolongée ; au besoin, on placera sur les vaisseaux divisés quelques fines ligatures au catgut. Il faudra pourtant ne pas abuser de ces ligatures et bien se rappeler qu'elles constituent en définitive des corps étrangers capables de contrarier le travail de réunion que l'on recherche.

L'avivement est terminé, l'hémorragie est arrêtée, on aura soin d'essuyer légèrement la plaie avec une compresse

aseptique. On évitera surtout, comme le recommande M. Tédenat, « d'employer pour le lavage de la plaie des solutions
antiseptiques concentrées et irritantes, capables de coaguler
les albumines, de nécroser les tissus, de provoquer des ex-
sudations malencontreuses, toutes conditions capables de
gêner la réunion immédiate (1). »

b) TEMPS DE SUTURE. — Il s'agit de favoriser maintenant
un bon accolement des surfaces cruentées. Pour cela, il faudra
opérer une véritable dessiccation de la plaie ; sans cela il est
facile de comprendre que les tissus profonds se tendent et
que, sous l'action de la pression intérieure, les lèvres de la
plaie s'écartent et suppriment ainsi l'affrontement exact des
surfaces. Cet affrontement exact sera obtenu par les sutures.
Dans le cas le plus simple, celui d'une petite fistule sous-cutanée, on se contente généralement de faire plusieurs sutures
périnéales, à points séparés, et on emploie le plus ordinaire-
ment des fils d'argent. Le choix de l'aiguille est indifférent ;
on se sert assez couramment de l'aiguille de Hagedorn. Comme
il s'agit d'obtenir un affrontement exact des lèvres de la plaie
et qu'il importe avant tout d'effacer toute cavité, on ne doit
pas se contenter de passer de simples points d'une lèvre à
l'autre. On doit, comme le conseille M. Quénu, « conduire l'aiguille dans un plan parallèle et sous-jacent à la surface cruentée ; jamais on ne doit voir l'aiguille dans la plaie même, elle
doit ressortir à travers l'autre lèvre sans s'être montrée. En
un mot, on applique tous les points de suture comme les points
profonds d'une périnéorrhaphie. » Au moment de serrer les
fils, il est bon, comme le conseillent MM. Forgue et Reclus,
d'éverser légèrement les bords de la plaie en se gardant de les
« entropionner » dans la suture. Pour éviter cette inversion

(1) Tédenat, *Montpellier médical*, 2 décembre 1893.

des téguments, M. Tédenat fait pénétrer et ressortir l'aiguille
à un ou deux millimètres de leur bord dans les parties avivées. Nous lui avons vu appliquer ce mode de suture avec
des résultats parfaits dans plusieurs cas de périnéorrhaphie et
d'uréthroplastie. Le catgut ordinaire se résorbant trop facilement, on l'a avantageusement remplacé par du catgut au
sublimé, et mieux encore par du catgut à l'acide chromique,
qui se résorbent beaucoup plus lentement. M. Tédenat emploie le fil métallique pour les points extérieurs, et le catgut
préparé à la Doderlein (chaleur sèche à 130° et solution chromique à 1/3000) pour les points intra-anaux.

Quand la fistule remonte un peu haut dans le rectum sans
que l'incision ait pourtant intéressé toute l'épaisseur des sphincters, on devra faire avant la suture périnéale une suture ano-
rectale au catgut chromique. Pour faciliter cette suture, le
doigt d'un aide introduit dans le rectum fera saillir l'extrémité supérieure de la plaie, et on devra, dans ce cas, commen-
cer la suture par la partie supérieure de la plaie. Dans le cas
de fistule extra-sphinctérienne, ayant nécessité pour son large
avivement l'incision complète des sphincters, il sera tout indiqué d'opérer avant tout la reconstitution de ces sphincters.
Une bonne suture doit en effet réunir toutes les parties simi-
laires divisées, muscle à muscle, tissu cellulaire à tissu cellulaire, bords à bords. On réunira donc les deux bouts du sphincter incisé par plusieurs points profonds et séparés, en se servant soit de catgut (1), soit de fils d'argent (2), et, si la suture
a été soigneusement faite, le sphincter ne tardera pas à récu-
pérer ses fonctions et l'incontinence sera évitée. Notre observation III est très instructive à ce point de vue. Nous reviendrons d'ailleurs sur ce sujet à propos des indications et
des contre-indications.

(1) Thèse de Surel, Observation XXXII.
(2) Obs. du docteur Balton Bangs, même thèse.

## III. — PANSEMENT

Un pansement antiseptique et légèrement compressif sera immédiatement appliqué. Ce pansement doit être peu compliqué et facile à changer, car chez beaucoup de malades, malgré le régime sévère qu'on leur fait subir et dont nous parlerons tout à l'heure, il peut être incessamment souillé par des glaires ou des mucosités sécrétées par l'intestin. Le meilleur des pansements sera constitué par des tampons d'ouate iodoformée. Quelques-uns de ces tampons, introduits dans l'extrémité inférieure du rectum, exercent sur les surfaces suturées une compression salutaire et ils n'irritent pas les parties sur lesquelles ils sont appliqués à la condition toutefois de n'être pas mouillés. Par-dessus ces tampons, on place une couche de coton phéniqué maintenu par un bandage en T. Dans certains cas, il sera bon d'introduire dans le rectum une sonde dont l'extrémité, conduite au dehors du pansement, livrera passage aux gaz intestinaux.

## IV. — APRÈS L'OPÉRATION

Les soins post-opératoires sont peu compliqués ; il faut immobiliser le malade et le constiper. L'immobiliser pour prévenir tout écartement des lèvres de la plaie et l'irritation de celle-ci ; on réalisera cette immobilisation en prescrivant au malade le repos au lit pendant une huitaine de jours. Le constiper pour prévenir les efforts de la défécation et pour éloigner de la plaie, jusqu'à sa cicatrisation, des germes qui pourraient la souiller. A cet effet, on fait prendre au malade

0,05 centigrammes d'extrait thébaïque par jour et on lui fait suivre un régime diététique spécial (lait, bouillon, œufs, viande crue). On arrive de la sorte à obtenir la constipation pendant six, huit et même dix jours. Au bout de ce laps de temps, on enlève les points de suture, et, si rien n'a entravé le travail de réunion, celle-ci est toujours obtenue par première intention. Il sera bon alors de faciliter les premières selles au moyen d'un lavement laxatif, au besoin au moyen d'un purgatif léger. Le malade commencera alors à se lever et à reprendre son genre de vie habituel.

# CHAPITRE IV

## AVANTAGES DE LA METHODE

### PREMIER AVANTAGE

La méthode que nous étudions présente-t-elle sur les autres méthodes de traitement des fistules à l'anus des avantages sérieux et incontestables ? Un des premiers avantages qui frappe tout de suite l'esprit à la lecture des observations, c'est la notable économie de temps que l'on réalise. Nos propres observations, que nous citons à la fin de notre travail, sont du reste en parfait accord avec ce que nous lisons dans les auteurs.

« Mes malades, écrit M. Quénu, ont pu quitter l'hôpital le quinzième jour sans pansement et reprendre leur travail. Or que donnent les autres procédés, la ligature élastique, le thermo-cautère et l'écrasement linéaire ? La moindre fistulette n'est complètement guérie qu'après cinq semaines, la plupart en exigent six et beaucoup deux mois et plus. » M. Quénu tire ses conclusions d'après les résultats de neuf interventions. M. Llobet (de Buenos-Ayres) a fait paraître dans la *Revue de chirurgie* (août 1892) une statistique portant sur 21 cas traités par l'incision simple et 18 cas traités par la réunion immédiate. La moyenne de la durée du traitement pour cette dernière méthode est de 15 jours, tandis que pour la première elle est de 45 jours. M. Apert relate dans le *Bulletin médical* (15 décembre 1893) les résultats de quatre opérations de fistules à l'anus traitées par la suture avec une moyenne de durée de traitement de 12 jours, tandis que dix fistules traitées sans la suture ont mis en moyenne 49 jours à guérir. Ces observations sont prises dans le service de M. Prengrueber. Tous ces faits concordent assez avec les nôtres pour que nous nous dispensions d'en citer d'autres.

Veut-on cependant quelques chiffres donnés par les fervents adeptes des anciens procédés ? Chassaignac, dans son *Traité de l'écrasement linéaire*, plaide la cause de son écraseur et cite comme un exemple de guérison rapide une fistule à peu près guérie en 25 jours. Nous disons à peu près, parce que le malade conservait encore à sa sortie de l'hôpital une petite plaie suppurante. Allingham traite tous ses fistuleux par la ligature élastique ; d'après lui, la guérison serait plus rapide par son procédé qu'avec toutes les autres méthodes ; elle serait généralement obtenue en 20 jours au lieu de 35. Enfin, par le procédé de l'incision simple, nous n'avons trouvé relaté aucun cas de guérison obtenu avant un laps de temps minimum de 35 à 40 jours. La réunion immédiate, appliquée au traitement de la fistule à l'anus, a donc réalisé pour le grand bénéfice des malades une économie de temps indiscutable. Et qu'on ne croie pas que cet avantage important est obtenu seulement dans les cas simples, quand il s'agit de fistulette sous-cutanée à très court trajet. Notre observation III relate le cas d'une guérison parfaite obtenue par la suture dans un laps de temps très court, 9 jours. Et pourtant il s'agissait d'une fistule extra-sphinctérienne, ayant son orifice interne à $0^m,04$ de l'anus. On a dit que l'économie de temps réalisée par la suture supposait des soins post-opératoires fort délicats et très pénibles à supporter pour le malade. Il est évident qu'on le maintient au lit pendant une

huitaine de jours, mais par le procédé de l'incision simple
le séjour au lit consécutif est presque aussi long. Le malade
ne doit aller à la selle qu'après l'enlèvement des fils ; c'est
vrai, mais l'expérience prouve que, grâce à un régime spécial
et à l'administration de quelques prises d'opium, cette immobilisation intestinale est parfaitement supportée sans aucun
préjudice pour le malade. Dans beaucoup de cas on a noté, à
la suite de l'opération, de la rétention d'urine ou de l'incontinence ; rien de moins étonnant, si l'on songe que ces accidents se montrent assez fréquemment à la suite de beaucoup
d'interventions sur l'anus ou le rectum, et nous sommes per-
suadé qu'en se servant des anciens moyens de traitement, on
n'éviterait pas davantage ces complications, qui ne présentent d'ailleurs aucune gravité, puisqu'elles disparaissent toujours spontanément au bout d'un certain temps.

Somme toute, les inconvénients de la suture sont bien peu
de chose à côté des avantages qu'on en retire, et notamment
à côté de la rapidité de la guérison. Une seule condition est
quelquefois difficile à réaliser, c'est une antisepsie rigoureuse ; nous reviendrons sur ce point à propos des contre-
indications de la suture.

## DEUXIÈME AVANTAGE

Par quel mécanisme la récidive peut-elle se faire après une
opération de fistule à l'anus ? On a incisé une fistule d'après
l'ancien procédé ; le trajet compris entre les deux orifices a
été fendu, soit au bistouri, soit avec les ciseaux, soit au
thermo-cautère. Or il peut très bien se faire, et l'expérience
l'a souvent démontré, que le chirurgien oublie d'inciser un
petit trajet secondaire, qu'il passe à côté d'un petit clapier,
d'une petite cavité suppurante, sans les supprimer pendant

son opération. La plaie opératoire une fois guérie, ces trajets secondaires, ces diverticules enfermés au milieu des tissus de cicatrices pourront se créer une nouvelle voie d'écoulement et la fistule se reformera avec une ténacité désespérante. N'est-ce pas ce qu'on observe surtout dans le cas de fistule tuber-culeuse, où les tissus qui entourent les trajets offrent une vi-talité médiocre parce qu'ils sont souvent infiltrés de granula-tions et de bacilles. A l'appui de ce que nous avançons, nous relevons dans la thèse de Longo (1) le fait suivant : Un ma-lade eut un abcès à la région anale, et un an plus tard une fistule se forma. Cette fistule fut incisée au bistouri ; trois mois après, il gardait un trajet fistuleux suppurant abondam-ment, et une seconde opération suivie de la suture le débar-rassa enfin complètement. Le fait suivant, emprunté à la thèse de Surel (2) est aussi démonstratif : Un malade était porteur d'une fistule pour laquelle il avait été opéré deux fois par l'incision, sans aucun succès du reste. Une troisième opéra-tion, pratiquée suivant le procédé de Smith, le guérit enfin radicalement. L'incision simple ne met donc pas en garde contre les récidives toutes les fois que le trajet fistuleux in-cisé est compliqué de trajets secondaires ou de diverticules difficiles à découvrir. Nous en dirons autant de la ligature, puisqu'ici l'effet du lien élastique porte uniquement sur le trajet principal de la fistule. Cet inconvénient doit être bien plus rare avec le procédé que nous étudions. En effet, on aura beaucoup plus de chances de découvrir et d'enlever tous les points malades, tous les espaces privés de vie, en pratiquant tout autour du trajet fistuleux une large excision, un avivement sérieux, ne s'arrêtant que dans des tissus par-faitement viables. On produira de la sorte une perte de sub-

(1) Longo, *loco citato*, obs. X.
(2) Surel, *loco citato*, obs. XXXII.

stance quelquefois considérable, mais on y remédiera immédiatement par une bonne suture. Nous ne prétendons pas évidemment que, grâce à l'excision suivie de suture, on évitera dans tous les cas la récidive; il est certain que, dans beaucoup de fistules compliquées de longs trajets secondaires et de décollements étendus, cette excision ne pourra même pas être pratiquée. Mais nous croyons pouvoir dire, comme conclusion, que, de tous les procédés employés actuellement dans le traitement de la fistule à l'anus, celui que nous recommandons prévient le mieux les dangers d'une récidive.

### TROISIÈME AVANTAGE

Un autre avantage de la suture, c'est de s'opposer à une incontinence consécutive dans le cas où les sphincters ont été divisés. Cette obligation de diviser les sphincters s'imposera dans beaucoup de fistules intra-sphinctériennes et dans tous les cas de fistules extra-sphinctériennes. Cette dernière variété de fistules se rencontre-t-elle souvent ? Non sans doute ; bon nombre de fistules que l'on range dans cette catégorie sont en réalité, comme le fait remarquer M. Reclus, des fistules intra-sphinctériennes, et les auteurs sont unanimes pour affirmer que, neuf fois sur dix, les fistules à l'anus s'ouvrent dans le rectum pas plus haut que le point où la peau de l'orifice anal se continue avec la muqueuse. Quoi qu'il en soit, ces fistules existent cliniquement ; on possède même un bon signe pour les diagnostiquer : un doigt introduit dans le rectum et un stylet occupant le trajet fistuleux, on doit, dans le cas de fistule extra-sphinctérienne, avoir la sensation nette du sphincter entre le doigt et le stylet. Opérons ces fistules par l'incision simple et nous courrons le risque de voir se produire une incontinence des matières ; nous aurons guéri notre malade d'une petite infirmité en supprimant sa fistule, mais nous l'aurons doté d'une infirmité bien autrement sérieuse et désagréable. On a bien dit que cette incontinence était moins fréquente qu'on ne l'a prétendu, que le sphincter récupérait à la longue l'intégrité de son fonctionnement par une régénération complète des fibres divisées. C'est possible, quoiqu'on puisse admettre que, dans ces cas favorables, il s'agissait de fistules intra-sphinctériennes et que quelques fibres du sphincter ont échappé à l'incision ; mais il n'en est pas moins vrai qu'on a noté l'incontinence complète des matières dans beaucoup de cas de fistules opérées par l'incision. Nous n'en voulons pour preuve que les observations XXXII et XXXIII de la thèse de Surel (1). Par quel moyen empêcherons-nous ce grave inconvénient de se produire, si ce n'est en faisant, pendant l'opération, une suture complète de toutes les fibres musculaires divisées ? N'est-il pas rationnel de faire cette suture, puisqu'on place alors le muscle dans les conditions les meilleures pour que les fibres reprennent leur fonctionnement intégral ?

La suture présente donc ici un grand avantage. C'est pour se dispenser d'inciser le sphincter que les chirurgiens américains recommandent d'exciser simplement le pourtour du trajet au niveau de la muqueuse rectale. Admettons à la rigueur que l'on puisse de la sorte produire un avivement suffisant, mais il nous paraît difficile que l'on puisse pratiquer ensuite une suture assez résistante pour permettre la réunion immédiate de toute la plaie; et la suture de la muqueuse rectale, indispensable pourtant si l'on ne veut pas s'exposer à avoir une récidive prochaine, nous paraît, si l'on respecte l'intégrité du sphincter, une vue bien théorique.

Quel est l'avis des chirurgiens français sur la question ?

(1) Surel, *loco citato*.

3

Pour M. Pozzi(1), il faut respecter les sphincters : « Très élégante et très bonne sans doute pour les fistules sous-cutanées débouchant au-dessous des sphincters, cette méthode doit être totalement rejetée pour les fistules élevées ou compliquées de clapiers, et n'être employée qu'avec grandes réserves pour les fistules s'élevant au-dessus des sphincters. » Cette opinion de M. Pozzi n'est pas acceptée de nos jours sans contestation. Nous n'en voulons pour preuve que le travail que M. Nicaise (2) a publié récemment dans la *Revue de chirurgie* : « Déjà plusieurs de ceux qui ont préconisé la suture dans le traitement de la fistule à l'anus, dit-il, ont fait valoir les avantages que présentait la réunion immédiate en prévenant l'incontinence ; je veux y insister particulièrement et dire que, si l'on peut discuter sur l'utilité de la suture dans certains cas, elle doit être de règle et de nécessité quand les sphincters ont été incisés en partie ou en totalité. »

Nous nous rangeons complètement à cette manière de voir, en répétant qu'un des plus grands avantages de la suture dans l'opération de la fistule à l'anus, c'est précisément de prévenir l'incontinence des matières.

Nous dirons comme conclusion de ce chapitre que les avantages de la réunion immédiate sont :

1° De guérir rapidement le malade ;

2° De le mettre à l'abri d'une récidive ;

3° De prévenir l'incontinence.

(1) Discussion à la Société de chirurgie, 8 octobre 1887.
(2) *Revue de chirurgie*, février 1893.

# CHAPITRE V

―――

## INDICATIONS ET CONTRE-INDICATIONS

―――

Prétendre que toutes les fistules à l'anus sont justiciables du même traitement, les traiter toutes par l'excision suivie de la suture, dire avec M. Stephen Smith : « cette opération est applicable à toutes les variétés de fistules à l'anus », c'est là une exagération dans laquelle nous ne tomberons pas. Il n'y a rien d'absolu en clinique, et le chirurgien ne doit jamais se départir d'un certain degré d'éclectisme. Notre intention n'est certainement pas de poser d'une façon absolue et complète les indications et les contre-indications de la suture dans le traitement de la fistule à l'anus ; c'est un sujet qui demanderait une plume plus compétente et plus autorisée que la nôtre ; mais il nous semble que, de par nos observations et en nous appuyant sur ce que les auteurs ont écrit, nous pouvons prendre quelques exemples en nous demandant ce qu'il faut faire et ce qu'il ne faut pas faire dans tel ou tel cas donné.

## I. — INDICATIONS

Voici une fistule à l'anus sous-sphinctérienne ; l'examen de cette fistule nous a appris qu'elle était complète, qu'elle était simple, sans trajets ni diverticules d'aucune sorte ; l'étude des antécédents nous a démontré qu'elle était consécutive à un abcès de la marge de l'anus ; le sujet est bien portant et nous sommes placés dans des conditions telles que nous pouvons réaliser, au cours de notre intervention, une antisepsie rigoureuse. Dans ce cas, il nous semble tout indiqué de pratiquer l'excision et d'employer la suture, afin d'obtenir la réunion immédiate. Cette fistule guérirait certainement par l'incision simple ; chez un malade pusillanime, nous n'hésiterions pas à pratiquer la ligature élastique, et ce moyen de traitement serait sans doute suffisant : mais puisque par la suture nous économisons un temps très appréciable, sans compliquer beaucoup l'opération, il nous semble qu'il est parfaitement indiqué de l'employer. La suture peut donc être appliquée utilement au traitement des fistules simples sous-sphinctériennes. Telle est l'opinion de M. Quénu. Il termine, en effet, sa communication à la Société de chirurgie, en disant : « On est autorisé à tenter la réunion et on doit l'obtenir presque toujours, quand il ne s'agit plus que de simples trajets, et les fistulettes, ai-je besoin de le dire, doivent être le triomphe de la méthode. »

Telle autre fistule est extra-sphinctérienne ; son trajet est tout entier situé en dehors des sphincters, ou bien il les perfore en un ou plusieurs points, pour aller s'ouvrir dans le rectum au-dessus de ces sphincters. Le traitement de cette variété de fistules était fort délicat autrefois, puisqu'en pratiquant l'incision de la fistule on exposait le malade à garder une incontinence des matières. « La division de toutes les parties molles comprises entre les deux orifices, écrit M. Tillaux (1), constitue, en effet, un traumatisme important, et de plus les sujets sont fortement exposés à une incontinence complète, non seulement momentanée, mais défini-

(1) *Traité de chirurgie clinique*, t. II, p. 614.

tive. Pour mon compte, je ne me suis pas décidé jusqu'ici à l'entreprendre, car je me demande en effet si, infirmité pour infirmité, il ne vaut pas mieux conserver une suppuration permanente, même avec les accidents qu'elle est susceptible d'entraîner à sa suite, qu'une incontinence complète des gaz et des matières fécales. » M. Tillaux a opéré une fistule extra-sphinctérienne par les cautérisations au thermo-cautère, et il a obtenu un plein succès. Il est vrai de dire qu'il regarde ce bon résultat comme exceptionnel et qu'il recommande de n'y pas toujours compter.

Nous avons vu plus haut les avantages que présentait la suture pour prévenir le relâchement des sphincters, nous avons cité l'opinion de M. Nicaise, à laquelle nous nous sommes pleinement rallié; nous n'insisterons pas plus longtemps et nous concluerons que, dans tous les cas de fistule extra-sphinctérienne opérable, l'intervention doit être accompagnée de la suture après avivement. M. Gérard Marchant, chirurgien des hôpitaux de Paris, cité par M. Nicaise dans sa communication, s'exprime ainsi : « La réunion primitive après l'opération de la fistule à l'anus doit être surtout recherchée dans le cas de fistule extra-sphinctérienne nécessitant la division du sphincter. »

M. Nicaise expose ensuite, dans le même travail, le manuel opératoire à suivre en pareil cas. Après la section du trajet fistuleux et l'ablation de sa surface, il recommande de faire une suture profonde à points séparés, réunissant les sections musculaires, et de se servir pour cela de la soie fine. L'opération sera évidemment plus délicate et plus compliquée que dans le cas d'une fistule sous-cutanée; il faudra avoir soin de se ménager le plus de jour possible, et c'est ici que l'emploi du spéculum ani de M. Nicaise rendra surtout des services; mais la suture n'en sera pas moins indiquée, et l'on sera largement récompensé par le résultat thérapeutique que l'on obtiendra.

Prenons maintenant le cas d'une fistule tuberculeuse. Ces fistules sont-elles fréquentes ? Allingham pense que 14 pour 100 des fistules à l'anus sont de nature tuberculeuse ; mais il croit qu'on méconnaît bien souvent cette origine tuberculeuse. Les auteurs allemands admettent volontiers que la plupart des fistules à l'anus sont dues à des tubercules périrectaux suppurés. C'est évidemment exagéré, mais il est certain que la tuberculose joue dans l'histoire de la fistule à l'anus un rôle étiologique important. Une fistule est-elle d'origine tuberculeuse ? La réponse à cette question est parfois très difficile. Si les bords de la fistule sont ulcérés, décollés, irrégulièrement déchiquetés, si les sphincters offrent peu de résistance (d'après Allingham), si le sujet, ce qui est habituel, présente des signes non douteux de phtisie pulmonaire, la tuberculose est évidente. Ajoutons qu'une fistule s'établissant lentement, d'une façon à peu près indolente, est vraisemblablement de nature bacillaire, et qu'au dire d'Allingham les poils de la région anale sont chez les tuberculeux plus longs, plus fins et plus soyeux que chez les individus bien portants. Malgré tout, nous admettrons que l'origine tuberculeuse est très souvent inconnue, et que, dans beaucoup de cas, elle ne peut même pas être soupçonnée. Il faut évidemment traiter ces fistules tuberculeuses ; nous ne rappellerons pas les discussions interminables auxquelles les anciens auteurs se sont livrés à ce sujet. Citons pourtant ce témoignage de Chassaignac (1) : « La phtisie, au lieu d'être une contre-indication de l'opération de la fistule anale, réclame très impérieusement l'intervention chirurgicale, et ceux qui regardent avec nous toute cause d'affaiblissement comme l'une des principales prédispositions à la phtisie et comme aggravant la situation des malades, penseront qu'on ne saurait tarir trop tôt un foyer de douleur, de suppuration et d'épuisement. »

(1) Article Anus du *Dictionnaire encyclopédique des sciences médicales.*

Ces sages réflexions, qui semblent vraiment écrites d'hier, nous dispenseront d'insister sur ce sujet. S'il faut opérer les fistules à l'anus chez les tuberculeux, il faut aussi les opérer le plus rapidement et le plus radicalement possible. Rapidement, pour ne pas leur laisser le temps de donner lieu à ces vastes décollements, à ces ulcérations, à ces « formes disséquantes » dont parlent MM. Forgue et Reclus, et qui sont l'aboutissant fatal de tout processus tuberculeux ; radicalement, pour se mettre en garde dans la mesure du possible contre ces récidives que l'on observe si fréquemment à la suite d'une intervention chez un tuberculeux. Le traitement le plus radical d'une fistule tuberculeuse, c'est certainement l'excision, puisqu'elle permet d'enlever, en même temps que le trajet fistuleux, les tissus ambiants infiltrés de granulations et de bacilles. De plus, l'origine tuberculeuse d'une fistule n'empêche en rien la réunion immédiate à la suite de la suture. C'est un fait qui se dégage des observations de M. Quénu, puisque, sur ses neuf opérés, quatre étaient manifestement tuberculeux, ce qui permet à M. Quénu de dire que « l'origine tuberculeuse ou non tuberculeuse des fistules n'a en rien modifié les résultats. » Nous pouvons tirer la même conclusion de l'étude de nos propres observations. Notre maître M. Tédenat ne dit-il pas aussi (1). « De la même idée (réunion immédiate) s'inspire le traitement que j'applique depuis trois ans à la plupart des fistules tuberculeuses de l'anus. »

Nous pensons donc que la suture est parfaitement indiquée dans le cas de fistule tuberculeuse, et, pour résumer en quelques mots tout ce que nous avons dit à ce chapitre des indications, nous dirons : la suture est bonne dans le cas de fistule simple, sous-sphinctérienne ; elle est très utile dans le

(1) *Montpellier médical,* 2 décembre 1893.

cas de fistule tuberculeuse, et elle est indispensable dans le cas de fistule extra-sphinctérienne.

## II. — |CONTRE-INDICATIONS

Nous avons vu, à propos du manuel opératoire, que la condition *sine quâ non* pour que la suture assure la réunion immédiate, c'est une antisepsie rigoureuse. La suture appliquée au traitement de la fistule à l'anus constitue une méthode précise, à indications nettes ; elle a apporté dans ce traitement un perfectionnement notable, mais c'est à la condition expresse qu'elle sera précédée, accompagnée et suivie par des soins antiseptiques rigoureux.

Opérer sans antisepsie, c'est s'exposer à un échec à peu près certain ; c'est de plus retarder la guérison du malade. On s'expose à un échec parce qu'on aura à peu près fatalement des phénomènes de rétention du côté de la plaie, parce que les tissus suturés se tendront et s'enflammeront sous l'influence du travail d'irritation produit à ce niveau ; la guérison du malade sera retardée parce qu'on sera obligé d'enlever les fils pour calmer les douleurs vives qu'il éprouvera, et qu'on se trouvera alors en présence d'une plaie par excision qui bourgeonnera de la profondeur à la surface beaucoup plus lentement qu'une plaie produite par l'incision simple.

L'excision était très employée autrefois, à l'époque où les chirurgiens étaient guidés par une seule notion, celle de la callosité, et par un seul but, celui de la détruire par les moyens les plus radicaux. Cette méthode, abandonnée à la suite de plusieurs catastrophes qu'elle produisit, fut reprise de 1837 à 1841 à l'Hôtel-Dieu, et donna pendant ce laps de temps un mortalité de 1 sur 13 opérés.

Évidemment nous ne sommes plus dans les mêmes condi-

tions qu'autrefois, et nous ne pouvons plus dire avec Chassaignac « que l'excision est une méthode barbare » et qu'elle entraîne les complications les plus redoutables, phlébite, hémorragie secondaire, infection purulente, érysipèle... Il faut con-
venir néanmoins qu'une plaie produite par excision met
beaucoup plus de temps à guérir qu'une plaie consécutive à
l'incision simple. Aussi il sera, à notre avis, contre-indiqué
d'employer la suture toutes les fois que, par suite d'une ins-
tallation défectueuse, on ne pourra pas réaliser une bonne antisepsie. L'opération telle que nous l'avons décrite demande
le concours de deux aides, un pour faire l'anesthésie, un autre
pour assister l'opérateur ; ces aides feront souvent défaut dans
la pratique et l'opération pourra en souffrir. Plutôt que d'opérer dans ces conditions défectueuses, en s'exposant à faire
perdre au malade les plus grands bénéfices de l'opération, il
vaut mieux employer l'incision simple, qui présentera plus de
chances de succès.

Prenons maintenant le cas d'une fistule complète, sans
diverticules ni trajets secondaires, mais s'ouvrant dans le rec
tum à une hauteur considérable, 10, 12 centimètres par exemple. N'oublions pas en outre que, la plupart du temps, il existe
dans cette variété de fistules, au-dessus de l'orifice interne, un
décollement de la muqueuse rectale qui remonte plus ou moins
haut.

Il est certain que, dans ce cas, même en se donnant le plus
de jour possible, le chirurgien ne pourra pas arriver jusqu'à la
limite supérieure de la fistule et qu'il courra le risque de laisser au-dessus des parties avivées tout un pont de tissus pa-
thologiques. Et même s'il arrive, au prix de grands débridements, à produire un avivement suffisant, il ne pourra pas
placer sur la muqueuse rectale une suture suffisante pour
amener sa réunion. C'est ainsi que M. Quénu cite dans sa
communication le cas d'une malade de vingt-cinq ans dont la

fistule était compliquée d'un tel décollement en hauteur qu'il fut obligé d'enfoncer une curette à 14 centimètres de l'anus. La réunion échoua complètement. Dans cette observation M. Quénu ne parle ni de trajets secondaires, ni de clapiers ; il attribue son insuccès à la hauteur seule de la fistule, et nous pensons que c'est là une contre-indication suffisante pour faire rejeter la suture dans tous les cas semblables.

Un autre malade est porteur d'une fistule dont les caractères bien décrits par Allingham lui ont fait donner le nom de fistule « en fer à cheval. » On perçoit dans ces cas par le toucher rectal la sensation d'une induration bilatérale plus ou moins irrégulièrement circulaire ; le malade même accuse dans certains cas la sensation interne de cette induration, « quelque chose comme un morceau de fil de fer (1). » Chez un autre malade, on se trouve en présence d'une fistule multiple qui « pousse des prolongements dans le tissu cellulaire sous-cutané par un procédé comparable à celui qui marque l'accroissement des abcès froids (2). » Ce sont alors des trajets très nombreux, qui rayonnent dans tous les sens dans la fosse ischio-rectale, pour aboutir à des orifices qui entourent l'anus, en disséquant en quelque sorte l'extrémité inférieure du rectum. Ce sont ces fistules qu'Allingham appelle d'une façon pittoresque « fistules en terriers de lapins. » Enfin, chez beaucoup de tuberculeux avancés, on se trouve en présence de fistules compliquées d'abcès en pleine évolution ; les trajets n'existent pour ainsi dire pas, ils sont remplacés par des anfractuosités, par des clapiers baignés de pus et entourés de tissus fongueux ; comme le dit M. Quénu, on se trouve plutôt en présence d'un abcès que d'un trajet organisé, et l'évolution de cet abcès est sous la dépendance du mauvais état général du sujet. Tel est le

---

(1) Peyrot, *Pathologie externe*, t. III, p. 700.
(2) Peyrot, *loco citato*, p. 698.

cas de ce malade, cité par MM. Forgue et Reclus (1). Il avait
une véritable tuberculose disséquante qui obligea à ouvrir de
chaque côté de l'anus une tranchée de plus de quinze centimètres. La suture peut-elle être indiquée dans tous ces cas ?
Nous ne pensons pas qu'elle ait été jamais pratiquée dans de
pareilles conditions, et nous ne pouvons donc pas nous adresser aux statistiques pour répondre à cette question. Pour la
résoudre, il nous suffira de nous rappeler quels sont les prin-
cipes fondamentaux de notre méthode. Ils consistent, comme
nous l'avons vû, à obtenir la réunion immédiate après un bon
avivement suivi de la suture. Dans tous les cas que nous ve-
nons d'examiner, il est certain que nous ne pourrons obtenir
un bon avivement qu'au prix de pertes de substances énormes,
de véritables résections de parties molles qui constitueront
des délabrements irrémédiables ; il vaut même mieux dire que
dans tous ces cas nous ne pourrons même pas songer à produire l'avivement. Or la suture n'est évidemment indiquée et
n'a sa raison d'être que quand on l'applique sur des tissus
sains, parfaitement viables et convenablement avivés. Nous
croyons donc que, dans tous les cas que nous avons passés en
revue, on ne devra pas employer la suture. Contre ces fistules
compliquées, on emploiera les débridements au bistouri, les
cautérisations profondes au thermo-cautère ; on modifiera les
parois suppurantes des trajets par des râclages avec la curette
de Volkmann, toutes opérations qui créent, nous le savons,
des plaies irrégulières incapables d'être affrontées, afin d'obtenir la réunion immédiate. Ces plaies cicatriseront par seconde
intention, en bourgeonnant de la profondeur à la surface, et
elles guériront par ce procédé. Les abcès et les clapiers, voilà
donc les contre-indications absolues de la suture. « A-t-on
affaire, écrit M. Quénu en guise de conclusion, à des tuber-

(1) *Traité de thérapeutique chirurgicale*, t. II, p. 745.

culeux très avancés, ayant un abcès plutôt qu'un trajet organisé, ou à des fistuleux dont les décollements suppurent et
sont étendus, dont les trajets multiples s'ouvrent par plusieurs
orifices autour de l'anus? Je suis d'avis qu'on doit rejeter la
suture, et avoir recours au thermo-cautère. » Ces conclusions
judicieuses, nous les adopterons à notre tour, et nous nous
garderons de dire, avec les auteurs américains, « qu'il n'est
pas nécessaire de parler de variétés de fistules, parce que
toutes sont justiciables du même mode de traitement. » Dr Mitchell (de New-York), cité par M. Surel dans sa thèse, p. 60.

Maintenant, il est bien certain qu'on se trouvera souvent
en présence de cas mixtes impossibles à classer dans telle ou
telle variété franche. Ce sera, par exemple, une fistule à l'a-
nus complète, s'élevant dans le rectum à une hauteur assez
considérable, sans décollements ni abcès; telle autre fistule
à trajet simple sera accompagnée d'un abcès unique, bien dé-
limité, d'origine nettement tuberculeuse. C'est ici le cas de
répéter ce que nous avons dit plus haut, qu'il n'y a, en clinique, rien d'absolu, et le traitement pourra varier en raison
des capacités individuelles de tel ou tel opérateur et de la situation dans laquelle il se trouvera. S'il peut réaliser au cours
de son intervention une bonne antisepsie, s'il est bien secondé
par un entourage intelligent, si son malade ne présente aucune tare sérieuse, il pourra être autorisé à entreprendre
une opération radicale, et il comptera sans témérité sur un
bon résultat. On ne peut évidemment poser ici de règle précise.

# OBSERVATIONS

---

## Observation Première

(INÉDITE)

(Communiquée par M. Lapeyre, professeur agrégé)

### Fistule à l'anus. — Excision. — Guérison

J. B..., âgé de quarante-cinq ans (1), entré dans le service
de clinique chirurgicale le 26 mars 1893. Cet homme a un
extérieur robuste, il a toujours joui d'une parfaite santé;
rien à noter dans les antécédents héréditaires. Depuis de
longues années il est hémorroïdaire; à plusieurs reprises,
il a eu des abcès de la marge de l'anus qui se sont rapidement
guéris. Il y a deux mois, nouvel abcès dont le point de
départ est un bourrelet hémorroïdal enflammé. Celui-ci,
beaucoup plus volumineux que les précédents, ne se guérit
pas après évacuation du pus. Il persiste sur un trajet fistuleux qui donne issue à du pus et à des matières liquides.

Au moment où nous le voyons, on constate sur le bord
gauche de la marge de l'anus une zone grande comme une
pièce de cent sous, où la peau est épaissie et violacée. Au
centre de cette tuméfaction se trouve, en un point légèrement
surélevé, l'orifice du trajet fistuleux où nous introduisons un
stylet. Un doigt introduit dans l'anus constate que l'instru-

---

(1) Ce malade a été opéré pendant que M. Lapeyre remplaçait M. Dubrueil,
au moment des vacances de Pâques.

ment ressort à 2 centimètres environ de la marge de l'anus. La fistule a une longueur totale de 3 centimètres environ. Elle est sous-muqueuse. On décide de la traiter par l'extirpation du trajet fistuleux. L'opération est faite le 30 mars.

Pendant cinq jours, le malade avait été soumis à la désinfection intestinale à l'aide du naphtol. Purgatif salin la veille de l'opération. Lavement le jour même; lavage de l'ampoule rectale à l'eau boriquée. Desinfection soigneuse de la marge de l'anus et de l'anus au sublimé, aidée par d'énergiques frictions avec une petite brosse.

Le malade est anesthésié à l'éther.

Une étroite valve introduite dans l'anus soulève fortement la fesse droite et dilate le sphincter; nous voyons ainsi très nettement l'orifice supérieur de la fistule. A un centimètre au-dessus de cet orifice, nous saisissons très fortement la muqueuse rectale en la tendant; nous avons ainsi sous les yeux toute l'étendue du trajet fistuleux. Une sonde cannelée étant alors introduite dans le trajet, nous le disséquons complètement. Cette excision se fait avec une simplicité extrême, et, une fois l'opération terminée, le trajet fistuleux, dans sa totalité, reste embroché autour de la sonde cannelée. On place alors six points de suture métallique. Chacun des fils pénètre et sort à quelques millimètres des bords de l'excision; mais, dans tout son trajet, il est profondément situé dans l'épaisseur des tissus et n'est pas visible dans le fond de la plaie. L'affrontement des surfaces cruentées se trouve ainsi assuré d'une manière parfaite; les fils ne sont pas coupés; on en forme un faisceau qu'on entoure d'une compresse de gaze. On introduit dans le rectum un tampon de coton saupoudré d'iodoforme. Ce pansement renouvelé tous les jours, on constipe le malade et on le soumet au régime lacté exclusif.

Le 6 avril (huit jours après l'opération), les fils sont enlevés.

La réunion est complète. — A l'époque de sa sortie, le malade avait eu plusieurs selles, demi-liquides à la vérité, qui n'avaient pas compromis la guérison.

## Observation II

(INÉDITE)

(Communiquée par M. Villard, interne des hôpitaux)

### Fistule à l'anus. — Excision. — Suture. — Guérison

B... (Joseph), vingt-sept ans, entré le 10 janvier 1893, salle Delpech, n° 13, service de M. le professeur Dubrueil.

C'est un jeune homme presque idiot, qui ne peut fournir aucun renseignement sur l'origine et la marche de sa maladie ; tout ce qu'il peut dire, c'est qu'il est malade depuis plusieurs mois.

Il présente actuellement une fistule à l'anus complète, dont l'orifice externe, formé par une petite tumeur saillante, est situé à 1 centimètre environ en dehors de l'anus et du côté gauche. L'orifice interne est situé à 2 centimètres environ au-dessus de l'anus. Il existe un trajet unique.

Le malade est purgé ; lavements ; il prend à l'intérieur 2 grammes de naphtol β par jour.

Le 12 on l'opère. Anesthésie à l'éther. Après avoir introduit une sonde cannelée dans la fistule et l'avoir poussée jusque dans le rectum, on la fait basculer et sortir par l'anus.

On incise alors au bistouri tout ce qui est en dedans de la sonde cannelée ; puis, avec des ciseaux, on résèque de chaque côté toute la surface de la fistule étalée.

On complète par un grattage avec une curette.

Suture par cinq points, placés au moyen des aiguilles d'Hagedorn.

Gaze iodoformée sur la plaie.

On ne donne à l'intérieur que du lait ; 0 gr. 10 d'extrait gommeux d'opium.

Le 13 et les jours suivants, la malade va très bien.

Le 16, on ne lui donne que 0 gr. 04 d'opium.

Le 18, on supprime l'opium. Un lavement suivi d'une selle presque liquide.

Le 19, on enlève les fils. La plaie est réunie sur toute son étendue, sauf en un point situé à la partie supérieure de la suture.

Le 24, la plaie est totalement cicatrisée.

Le malade sort complètement guéri le 17 janvier.

## Observation III

### (INÉDITE)

#### (Communiquée par M. le professeur Tédenat)

Fistule extra-sphinctérienne s'ouvrant à un centimètre en avant du coccyx sur la ligne médiane, ayant son orifice interne à quatre centimètres. — Excision. — Suture complète, sphincter compris. — Guérison par réunion immédiate.

Jean M...(1), âgé de trente-quatre ans, de constitution délicate, sans accidents héréditaires, sans lésions pulmonaires apparentes, non sujet à s'enrhumer. Il y a trois ans, après une quinzaine de jours de douleurs assez vives au fondement, un abcès du volume d'une grosse noix s'ouvrit. Le malade fut soulagé, mais une fistule persiste depuis, donnant quelques gouttes de pus chaque fois que la défécation a lieu. De temps

(1) Observation recueillie par M. Vieu.

en temps, il se produit du gonflement douloureux qui dure deux ou trois jours ; il disparaît quand le pus s'écoule, tantôt par l'anus, tantôt par l'orifice fistuleux externe.

Le 10 juin 1890, Jean M..., consulte M. Tédenat qui fait les constatations suivantes : État général bon. Appétit satisfaisant. Sur la ligne médiane, à un centimètre en avant du coccyx, orifice fistuleux arrondi de cinq millimètres de diamètre entouré d'un bourrelet dur ; le doigt introduit dans le rectum sent un trajet cylindroïde ayant l'épaisseur du petit doigt et remontant à quatre centimètres à peu près exactement sur la ligne médiane. Après injection d'une seringue uréthrale de solution de nitrate d'argent à 1/1000, M. Tédenat introduit une sonde cannelée dans le trajet. Elle le parcourt sans difficultés et pénètre dans le rectum. Le malade accepte l'opération surtout parce qu'il redoute les poussées de gonflement douloureux qui surviennent de plus en plus fréquemment.

11. — Purgatif huileux le matin ; lavement boriqué le soir. Lait et œufs.

12. — Matin et soir lavement avec la solution boriquée, lait et œufs. Bain de siège avec quatre grammes de sublimé corrosif.

13. — Purgatif huileux. Lavement antiseptique.

14. — Opération. — Lavage antiseptique du pourtour de l'anus et du rectum. Anesthésie chloroformique. Dilatation forcée de l'anus. Une sonde cannelée résistante est introduite dans toute la longueur du trajet fistuleux qui, grâce à la laxité du sphincter, est facilement ramené au dehors, un doigt introduit dans le rectum aidant. Excision au bistouri de tout le trajet, qui est retiré embroché sur la sonde. Deux pinces à forcipressures sont laissées pendant quelques instants sur deux artérioles. Compression de la plaie avec un tampon de gaze iodoformée. La suture est facilitée par une petite valve

4

de Sims placée en avant. Trois points profonds de suture au catgut. Deux points inférieurs au fil métallique prenant bien les extrémités coupées du sphincter. Mèche de gaze iodoformée, pansement compressif sec.

19. — Grâce à 2 centigr. de chlorhydrate de morphine pris quotidiennement, le malade n'a pas eu besoin d'aller à la selle. Il prend du lait et des cachets de naphtol, n'est pas tracassé par des gaz, ne souffre pas, n'a pas de fièvre. Aucune souillure sur le pansement.

21. — Même état, sauf le besoin d'expulsion des gaz. Pansement changé. Introduction d'une sonde uréthrale n° 19 par laquelle des gaz sont expulsés, mais en bien faible quantité. Il n'y a aucune inflammation du foyer opératoire. La morphine est supprimée.

23. — Les points métalliques sont enlevés. Réunion parfaite. Lavement huileux qui détermine l'expulsion facile de quelques matières molles. Le sphincter est encore relâché.

A partir du 25, le malade se lève et est considéré comme guéri.

La guérison persistait en juillet 1892.

### Observation IV

(INÉDITE)

(Communiquée par M. le professeur Tédenat)

Fistule tuberculeuse de l'anus. — Excision et suture

Justin T..., trente-six ans, cultivateur. Entré le 21 novembre 1892. Antécédents, rien de particulier.

Début, il y a dix mois. Le malade s'est aperçu par hasard de l'existence d'une petite tumeur, du volume d'une amande, dure, indolore, siégeant dans l'épaisseur des téguments sur le côté gauche de l'anus. Augmentation progressive, mais lente ; au bout de six mois, la tumeur avait acquis le volume d'une noix ; elle s'est vidée depuis spontanément à plusieurs reprises.

*État actuel.* — Poumons sains. État local : Hémorroïdes externes flasques. Sur le côté gauche de l'anus, un peu en arrière, les téguments présentent deux petits orifices fistuleux laissant sourdre du pus caséeux à la pression. Autour de ces orifices, bourgeons charnus un peu exubérants. Le toucher rectal montre qu'il existe un trajet remontant assez haut dans le rectum.

Traitement général : Huile de foie de morue. Purgatifs légers l'avant-veille et la veille de l'intervention. Toilette antiseptique de la région, précédée de la désinfection intestinale au benzo-naphtol.

28 novembre 1892. — OPÉRATION. — Anesthésie locale à la cocaïne. Ablation au bistouri de la tumeur inflammatoire. Hémorragie en nappe qui cède facilement à la compression antiseptique. Râclage à la curette de Volkmann. Dissection d'un petit lambeau de muqueuse rectale qu'on maintient au moyen d'une pince de Kocher.

Suture profonde, au moyen de quatre fils métalliques cheminant au-dessous de la surface cruentée. Suture séparée de la muqueuse rectale, et, pour terminer, placement de six fils de soie superficiels.

Pansement iodoformé. Extrait d'opium 0,05 centig. Lait et œufs comme aliments.

Tout va bien jusqu'au 4 décembre.

4 décembre. — Pansement. On enlève les points de suture ; la plus grande partie de la plaie est exactement réunie ; deux points seulement ont manqué au niveau de la muqueuse rec-

tale ; on touche ces points au chlorure de zinc à 1/3. Pansement iodoformé.

7. — Le malade a une selle qui nécessite de grands efforts, malgré l'administration préalable d'un lavement.

9. —Pansement. A la suite de l'effort de défécation d'avanthier, la suture a été compromise, mais seulement pour les sutures superficielles. Pas d'inflammation. Pas de pus. On touche au chlorure de zinc.

17. — Le malade sort complètement guéri, après trois pansements de plus.

### Observation V

(INÉDITE)

(Communiquée par M. le professeur Tédenat)

Ulcération tuberculeuse de la marge de l'anus. — Excision suivie de réunion immédiate. — Guérison.

Émile R..., âgé de vingt-quatre ans. Pas d'antécédents héréditaires de tuberculose. De constitution délicate, sujet aux rhumes. Hémoptysie légère à vingt-deux ans, depuis lors toux persistante. Signes de tuberculose limitée au sommet droit (craquements secs et humides). Depuis huit ou dix mois, cuisson à l'anus, où, à plusieurs reprises, se sont produites des poussées inflammatoires douloureuses. Suintement purulent avec de temps en temps quelques gouttes de sang.

15 mai 1892. — Ulcération arrondie, de 1 centimètre de diamètre, à fond gris jaune, à bords indurés, décollés par endroits, siégeant sur le côté droit de la marge de l'anus; trajet fistuleux partant de la partie supérieure et se terminant

sous la muqueuse sur une longueur de 2 centimètres sans ouverture interne.

Malade un peu amaigri, bien que jouissant d'un appétit satisfaisant. Douleur légère après la défécation.

Les applications de poudre d'iodoforme faites depuis plus de deux mois n'ont produit aucun résultat ; même inefficacité du baume du Pérou, conseillé par M. Tédenat le 2 mai, sur le refus du malade de se laisser opérer. Maintenant, il accepte l'opération.

17. — Après les soins préparatoires ordinaires, M. Tédenat excise largement les tissus malades et applique quatre points de suture métallique. L'examen microscopique permet d'affirmer la nature tuberculeuse de l'ulcère.

25. — Le malade n'a pas souffert. La réunion paraît complète, les fils sont enlevés. Lavement huileux.

29. — Guérison parfaite.

Le malade, revu par M. Tédenat en juillet 1893, jouissait d'une santé satisfaisante. État parfait de l'anus.

## Observation VI

(Communiquée par M. le professeur Tédenat)

Fistule cutanéo-muqueuse de l'anus, longue de trois centimètres, avec nodule induré entourant sa moitié inférieure. — Résection du trajet fistuleux. — Suture. — Guérison rapide (Obser. récueillie par M. Spatharos).

Julie C..., âgée de trente et un ans, lymphatique, de constitution moyenne, réglée à quinze ans. Accouchements normaux à vingt-trois et vingt-sept ans. Jamais de maladie, sauf un abcès de la marge de l'anus à évolution lente, survenu à l'âge de vingt-neuf ans, et qui a eu pour conséquence une fistule. De temps en temps des poussées hémorroïdales donnant lieu

**4***

à des pertes sanguines abondantes. La malade souffre fréquemment de la rétention du pus dans le trajet fistuleux : gonflement douloureux qui dure deux ou trois jours, et cède quand le pus s'écoule, tantôt par le rectum, tantôt par l'orifice cutané.

L'orifice externe siège à deux centimètres du bord droit de la marge de l'anus, l'orifice interne à deux centimètres en dedans. Le trajet est sous-cutanéo-muqueux ; dans sa moitié inférieure, il traverse une masse indurée, cylindroïde, du volume du petit doigt.

Depuis deux ans que la fistule existe, des injections de toutes sortes ont été faites, provoquant des douleurs, mais n'amenant aucune amélioration.

20 novembre 1891. — Après une préparation sévère, M. Tédenat fait l'excision du trajet fistuleux et des parties indurées qui l'entourent. Il pratique au préalable une dilatation forcée, destinée à combattre les hémorroïdes et aussi à rendre la suture plus facile. Cinq points de catgut. Mèche menue enduite de vaseline iodoformée. Potion avec deux centig. de chlorhydrate de morphine.

26. — Lavement avec 250 grammes de solution boriquée. La malade rend sans douleur une certaine quantité de matières molles. La réunion paraît complète, sauf une légère érosion au niveau du point inférieur.

29. — Réunion complète ; les fils sont laissés en place ; l'érosion est cicatrisée grâce à l'application quotidienne d'une solution de chlorure de zinc à 1/10.

4 décembre. — Les fils sont éliminés. La malade prend tous les jours, depuis le 30 novembre, un lavement chaud avec 0 gr. 30 de naphtol et 25 gram. d'acide borique par litre.

M. Tédenat a revu la malade en mai 1892, elle n'avait plus eu d'hémorragie hémorroïdale ni aucune gêne du côté de l'anus.

## Observation VII

(INÉDITE)

(Communiquée par M. le professeur Tédenat)

Fistusle sous-cutanéo-muqueuse à trajet simple. — Excision. — Suture. —
Guérison rapide.

Jean M..., âgé de vingt et un ans, entré dans le service de
M. le professeur Tédenat le 15 novembre 1893.

Il y a huit mois, le malade a eu un abcès à la marge de
l'anus; cet abcès, qui s'est ouvert spontanément et qui a
évolué sans douleur, a donné lieu à l'écoulement d'une assez
grande quantité de pus. Il y a cinq mois, cet abcès, qui était
considéré comme guéri, s'est ouvert de nouveau et, depuis
lors, il a donné lieu, à intervalles irréguliers, à la production
d'écoulements purulents.

*État actuel.* — État général assez bon. On constate cependant, à l'auscultation des poumons, un peu de submatité et
une expiration prolongée en avant et à droite. État local ; à
gauche de l'anus et à 2 centimètres de la ligne médiane siège
un petit bourrelet saillant, un peu rougeâtre, dont le sommet
est occupé par un petit orifice arrondi; à la pression, ce bourrelet, un peu douloureux, laisse sourdre une goutte de pus.

On a affaire à une fistule sous-cutanéo-muqueuse, dont le
trajet, long de 0$^m$,03, vient s'ouvrir dans le rectum à 0$^m$,02
de l'anus.

17 novembre. — Le malade acceptant l'idée d'une intervention, on le soumet aux soins préparatoires habituels. Désinfection intestinale, purgatifs et lavements boriqués.

21.—OPÉRATION. — Après l'anesthésie générale à l'éther,
M. Tédenat charge le trajet fistuleux sur la sonde cannelée, et,
d'après le procédé de M. Richet, il extirpe tout ce trajet au
moyen de ciseaux passés au-dessous de la sonde. Pas d'hémorragie. La plaie est soigneusement desséchée au moyen de
frictions avec des compresses aseptiques. Trois points profonds et séparés sont alors placés, deux points superficiels
sont ajoutés pour compléter l'affrontement. On se sert uniquement de fils métalliques. Pansement iodoformé maintenu
par un bandage en T.

Les suites de l'opération sont des plus simples. Le malade
est constipé au moyen d'extrait d'opium, 5 centigr. par jour;
comme régime, lait et œufs.

27. — Six jours après l'opération, on enlève les fils; réunion parfaite, sauf en un point superficiel, à l'extrémité supérieure de la suture.

1er décembre. — La réunion s'est bien maintenue, malgré
plusieurs selles copieuses.

6. — Le malade quitte l'hôpital complètement guéri.

# CONCLUSIONS

---

Arrivés au terme de l'étude que nous avons entreprise, nous allons essayer de résumer sous forme de conclusions tout ce que nous avons dit :

I. — La réunion immédiate, appliquée au traitement de la fistule à l'anus, est une méthode qui fut employée pour la première fois et vulgarisée par les chirurgiens américains. Cependant l'idée première de cette méthode doit être attribuée à Chassaignac.

II. — L'opération se compose de deux temps principaux, un temps d'avivement et un temps de suture.

III. — La réunion immédiate réalise une économie de temps indiscutable.

Elle met à l'abri des récidives.

Elle prévient l'incontinence des sphincters.

IV. — Cette méthode est bonne dans les cas de fistule simple, sous-sphinctérienne.

Elle est très utile dans le cas de fistule tuberculeuse.

Elle est indispensable dans le cas de fistule extra-sphinctérienne.

V. — Elle est contre-indiquée quand on ne peut réaliser une antisepsie rigoureuse.

Elle doit être employée avec beaucoup de réserve dans le cas de fistule élevée accompagnée de décollements.

On doit la rejeter dans le cas de fistules compliquées d'abcès et de clapiers multiples.

———

Vu et permis d'imprimer :

Montpellier, le 5 janvier 1894.

*Le Recteur,*

J. GÉRARD.

Vu et approuvé :

Montpellier, le 4 janvier 1894.

Le Doyen,

MAIRET.

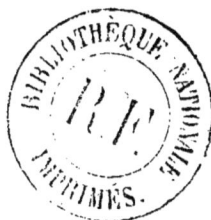

# SERMENT

—

En présence des Maîtres de cette Ecole, de mes chers condisciples et devant l'effigie d'Hippocrate, je promets et je jure, au nom de l'Être suprême, d'être fidèle aux lois de l'honneur et de la probité dans l'exercice de la médecine. Je donnerai mes soins gratuits à l'indigent, et n'exigerai jamais un salaire au-dessus de mon travail. Admis dans l'intérieur des maisons, mes yeux n'y verront pas ce qui s'y passe, ma langue taira les secrets qui me seront confiés, et mon état ne servira pas à corrompre les mœurs ni à favoriser le crime. Respectueux et reconnaissant envers mes Maîtres, je rendrai à leurs enfants l'instruction que j'ai reçue de leurs pères.

Que les hommes m'accordent leur estime, si je suis fidèle à mes promesses ! Que je sois couvert d'opprobre et méprisé de mes confrères, si j'y manque !

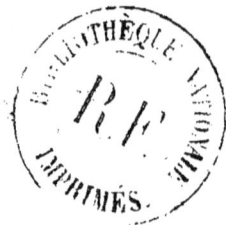

—